D1662355

Wiesenauer/Berger

Homöopathie fürs Kind · Tipps für Eltern

Homöopathie fürs Kind

Tipps für Eltern

von

Dr. med. Markus Wiesenauer

und

Apothekerin Reinhild Berger

3. überarbeitete Auflage

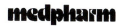

Scientific Publishers Stuttgart 2001

Anschriften der Autoren:

Dr. med. Markus Wiesenauer
In der Geiss 8
71384 Weinstadt

Apothekerin Reinhild Berger
Birkenwaldstraße 44
70191 Stuttgart

Karikaturen: Barbara Kohm

Die Deutsche Bibliothek – CIP Einheitsaufnahme

Wiesenauer, Markus:
Homöopathie fürs Kind : Tipps für Eltern / von
Markus Wiesenauer und Reinhild Berger. – 3., überarb. Aufl.. –
Stuttgart : medpharm Scientific Publ., 2001
 (Edition medpharm : Patienten-Beratung
 ISBN 3-88763-090-4

© 2001 medpharm GmbH Scientific Publishers,
Birkenwaldstraße 44, 70191 Stuttgart
Printed in Germany
Druck: Druckerei Hofmann, Schorndorf
Umschlaggestaltung: Atelier Schäfer, Esslingen

Vorwort

Liebe Leserin,
lieber Leser!

Immer mehr Eltern interessieren sich für eine homöopathische Behandlung ihrer Kinder. Viele Erkrankungen
im Kindesalter können vom erfahrenen Arzt homöopathisch behandelt werden. Diese Behandlungsmethode
ist weitestgehend frei von unerwünschten Wirkungen
und bei sachgerechter Anwendung sehr wirksam. Die
Anschriften entsprechender Ärzteverbände nennen wir
Ihnen auf Seite 67. Manche Beschwerden, etwa im
Anfangsstadium einer Erkrankung oder aber bei leichteren Erkrankungen im Kindesalter können von verant-
wortungsbewussten Eltern selbst behandelt werden
(Selbstmedikation). Dies bedeutet aber auch, die eigenen
Grenzen zu kennen und rechtzeitige Inanspruchnahme
ärztlicher Hilfe nicht zu versäumen!

Wir haben einige im Kindesalter häufiger auftretende
Krankheiten und ihre homöopathische Behandlung in
diesem Ratgeber zusammengestellt und geben praxis-
bewährte Anwendungshinweise. Trotzdem: Fragen Sie
Ihren Arzt und Apotheker, wenn Sie weitere Auskünfte
haben möchten. Uns würden Ihre Erfahrungen mit dem
Ratgeber interessieren.

Bei Barbara Kohm bedanken wir uns für die witzige Feder beim Zeichnen der Cartoons!

Viel Erfolg mit der Homöopathie wünschen Ihnen und Ihren Kindern

Apothekerin Reinhild Berger
Dr. med. Markus Wiesenauer

Inhaltsverzeichnis

Homöopathie – was verstehen wir darunter?

Die Anwendung der Homöopathie ist in erster Linie eine ärztliche Aufgabe. Viele akute, aber vor allem chronische Krankheiten können mit homöopathischen Arzneimitteln (=Homöopathika) risikoarm behandelt werden, wobei es auch hier Grenzen gibt (zum Beispiel eine hochfieberhafte Mittelohr- oder Lungenentzündung). Diese Grenzen sind dadurch bedingt, dass homöopathische Arzneimittel „regulativ" (=ordnend, ausgleichend) in gestörte Körperfunktionen eingreifen. Deshalb wird die Homöopathie auch als „Regulationstherapie" bezeichnet. Durch die Anwendung des Homöopathikums werden gezielt die körpereigenen Abwehrkräfte so „reguliert", dass es zur Überwindung der Krankheit und damit zur Heilung, zumindest jedoch zu einer Besserung der Beschwerden kommt.

Aber auch der verantwortungsbewusste Patient kann die Homöopathie bei leichteren Erkrankungen bzw. bei Krankheiten ohne lebensbedrohende Folgen einsetzen: Man spricht von der „Selbstmedikation", die sinnvollerweise mit dem (Haus-)Arzt abgestimmt werden sollte.

Eine Selbstmedikation ist auch bei gewissen Beschwerden und Erkrankungen im Kindesalter möglich, wie sie in diesem Ratgeber genannt werden. Dabei versteht es sich von selbst, dass die Mutter/die Eltern in allen Zwei-

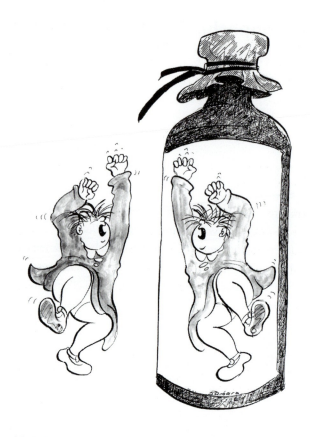

felsfällen den Apotheker fragen bzw. mit dem Kind den Arzt aufsuchen.

Homöopathisch zu behandeln bedeutet: Man vergleicht das Krankheitsbild, das heißt die beim Kranken vorhandenen Beschwerden mit dem so genannten Arzneimittelbild. Das Arzneimittelbild entspricht den Krankheitsanzeichen, die die Arznei im Experiment beim Gesunden hervorruft („homöopathische Arzneimittelprüfung"). Das Vergleichen von Krankheitsbild mit Arzneimittelbild kommt in der „homöopathischen Ähnlichkeitsregel" zum Ausdruck: „Ähnliches werde durch Ähnliches geheilt" oder lateinisch: „Similia similibus curentur".

Zum Verständnis der Homöopathie gehört auch, dass die Arzneimittel jeweils in verschiedenen Arzneistärken (= Potenz) eingesetzt werden. Die Potenz, zum Beispiel D4 oder D6 , richtet sich nach der Reaktion (Ansprechbarkeit) des Kranken.

Als Arzneiform bewähren sich gerade in der Kinderheilkunde die Globuli; auf diese kleinen Zuckerkügelchen wird der Arzneistoff aufgetragen („getränkt"). Homöopathische Tabletten haben eine Milchzucker-Grundlage.

In diesem Ratgeber werden zum besseren Verständnis bei jedem Homöopathikum die Arzneistärke („D") und die Dosierung angegeben. Die Bezeichnung der Arzneimittel ist in der Homöopathie immer in lateinischer Sprache; bei manchen Homöopathika ist die frühere, „alte" Bezeichnung in Klammern dazugesetzt.

In der täglichen Praxis hat sich hinsichtlich der Dosierung folgende Faustregel bewährt: Säuglinge und Kleinkinder erhalten pro Dosis 1 bis 2 Globuli, größere Kinder bzw. Schulkinder 3 bis 5 Globuli entsprechend 1 Tablette. Bei häufiger Anwendung wie z.B. alle Stunde im akuten Krankheitsstadium sind 3 Globuli pro Dosis ausreichend.

Wichtig ist, dass bei nachlassenden Beschwerden die Einnahmehäufigkeit verringert werden muss. Zum Beispiel werden anstatt „3-mal täglich 5 Globuli" nur noch „1-mal täglich 5 Globuli" gegeben; ansonsten könnten sich die Beschwerden wieder verschlechtern (Überreaktion).

Unser Kind hat Fieber

 Bei meinem Kind ist wohl eine Erkältung im Anzug. Es fühlt sich schlapp und hat bereits erhöhte Temperatur um 38 Grad. Welches homöopathische Arzneimittel kann ich ihm geben?

Bei einem beginnenden, fieberhaften Infekt im Kindesalter eignen sich vor allem die homöopathischen Mittel *Aconitum napellus (Aconitum)* und *Atropa belladonna (Belladonna)*. In besonderen Fällen kommen *Ferrum phosphoricum, Matricaria chamomilla (Chamomilla), Rhus toxicodendron (Toxicodendron quercifolium)* und *Echinacea* zum Einsatz. Gibt man die Arzneimittel rechtzeitig, so lässt sich der Ausbruch der Infektion vermeiden oder zumindest der Krankheitsverlauf abmildern.

Im Anfangsstadium eines Infektes ist es kaum möglich vorauszusagen, ob es sich um einen banalen, fieberhaften Infekt handelt oder ob sich in der Folge eine typische Kinderkrankheit entwickelt (Masern, Röteln usw.), die selbstverständlich vom Arzt zu behandeln ist.

Man entscheidet sich für die Gabe von *Aconitum napellus* D6 Globuli oder Tabletten, wenn das Fieber rasch ansteigt und von Schüttelfrost begleitet ist. Das Kind ist unruhig, ängstlich und blass. Wichtig: Ärztliche Hilfe hinzuziehen!

Rascher Fieberanstieg, Schüttelfrost

■ Dosierung: Zu Beginn der Beschwerden bis zu stündlich 3 Globuli oder 1 Tablette, bei nachlassenden Beschwerden dann 3- bis 4-mal täglich 3 Globuli oder 1 Tablette.

Fieber, Hals- und Schluckbeschwerden

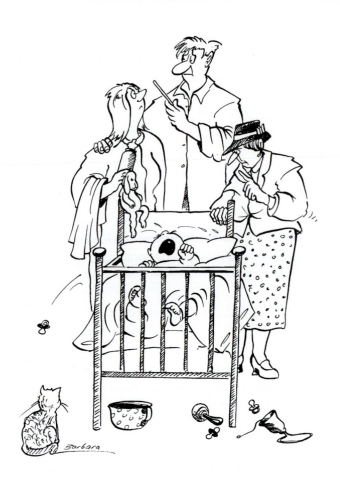

Atropa belladonna D6 Globuli oder Tabletten sind angezeigt bei einem fieberhaften Infekt, der mit Hals- und Schluckbeschwerden einhergeht. Die Rachenschleimhaut ist entzündlich gerötet, die Mandeln sind hellrot und vergrößert. Das Fieber setzt plötzlich ein und ist relativ hoch, das Kind fängt an zu schwitzen.

■ Dosierung: Zu Beginn der Beschwerden bis zu stündlich 3 Globuli oder 1 Tablette, bei nachlassenden Beschwerden dann 3- bis 4-mal täglich 3 Globuli oder 1 Tablette.

Hat das Kind Ohrenschmerzen und neigt es zu Mittelohrentzündungen, so sollte *Atropa belladonna* in Kombination mit *Ferrum phosphoricum* gegeben werden. *Ferrum phosphoricum D6* Globuli oder Tabletten sind auch das Mittel der Wahl bei einem fieberhaften Infekt, der mit Fließschnupfen, Husten und Halsentzündung einhergeht. Das Kind neigt zu einem labilen Kreislauf, seine Gesichtsfarbe ist abwechselnd rot und blass.

Fieber, Ohrenschmerzen

■ Dosierung: Zu Beginn alle Stunde im Wechsel 3 Globuli bzw. 1 Tablette, bei einsetzender Besserung nur noch 2- bis 3-mal täglich.

Ein fiebriges, unruhiges, „quengeliges" Kind, das abwechselnd schwitzt und friert und eine feucht-heiße Haut hat, bekommt *Matricaria chamomilla D6* Globuli oder Tabletten. Das Fieber kann von Ohrenschmerzen und Reizhusten begleitet sein.

Fieber, Unruhe, Schwitzen und Frieren im Wechsel

■ Dosierung: Zu Beginn bis zu stündlich 3 Globuli oder 1 Tablette, bei nachlassenden Beschwerden nur noch 2- bis 3-mal täglich.

Wenn es im Verlauf der fieberhaften Erkrankung zu einer Bläschenbildung auf der Haut kommt, wird der Arzt(!) dem Kind *Rhus toxicodendron D12* Globuli geben.

■ Dosierung: nach Empfehlung des Arztes.

Echinacea D2 Globuli eignen sich zur Anregung der körpereigenen Abwehrkräfte. Sie können im Anfangsstadium eines fieberhaften Infektes gegeben werden, auch in Kombination mit einem anderen homöopathischen Arzneimittel.

Anregung der Abwehrkräfte

■ Dosierung: 3-mal täglich 3 bis 5 Globuli.

Bei Infektionskrankheiten wie Masern, Windpocken, Keuchhusten, Scharlach u. a. muss ein Kind auf jeden

Fall ärztlich behandelt werden. Eine Selbstmedikation mit homöopathischen Arzneimitteln ist nicht möglich! Möglich ist jedoch, dass der Arzt im Rahmen seiner Behandlung auch homöopathische Arzneimittel einsetzt.

Auch sei auf die Möglichkeit der homöopathischen Nachbehandlung von Erkrankungen hingewiesen (siehe Seite 49).

Ich habe Halsweh …

 „Mein Kind hat Schmerzen beim Schlucken. Die Mandeln sind geschwollen und der Rachen ist ganz rot. Welches homöopathische Mittel kann ich geben?"

Hat das Kind eine eitrige Halsentzündung und dazu noch Fieber, ist auf jeden Fall der Besuch beim Arzt anzuraten!

Homöopathische Arzneimittel, die sich zur Behandlung einer Halsentzündung eignen, sind: *Aconitum napellus (Aconitum)*, *Atropa belladonna (Belladonna)*, *Phytolacca americana (Phytolacca)* und als begleitendes Mittel – zur Stärkung der Abwehrkräfte – *Echinacea*.

■ Dosierungshinweis
Die nachstehend besprochenen Arzneimittel werden so dosiert: Zu Beginn der Beschwerden 4- bis 5-mal täglich 3 Globuli oder 1 Tablette. Klingen die Beschwerden ab (nach etwa 2 bis 3 Tagen), wird das Arzneimittel nur noch 2- bis 3-mal täglich gegeben. Man spricht von einer „ausschleichenden" Dosierung.

Aconitum napellus D6 Globuli oder Tabletten wird man geben, wenn die Halsentzündung plötzlich auftritt und sich rasch entwickelt. Das Kind ist fiebrig, meist unruhig, ängstlich und blass. — Plötzliche Halsschmerzen, Fieber

Atropa belladonna D6 Globuli Tabletten oder Globuli sind das Mittel der Wahl bei Halsbeschwerden mit starken Schluckschmerzen und vergrößerten Mandeln. Das — Starke Schluckschmerzen

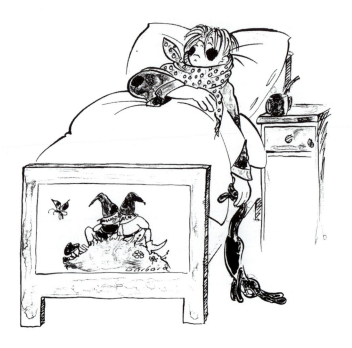

Kind hat eine fiebrig-heiße Haut, womöglich auch Fließschnupfen.

Schmerzen bis in den Ohrbereich

Bei fieberhaften Mandelentzündungen wird der homöopathisch behandelnde Arzt zu *Phytolacca americana D4* Tabletten greifen. Die Rachenschleimhaut (des Kindes) ist dunkelrot, die Mandeln sind angeschwollen, die Schmerzen strahlen bis in den Ohrbereich hinein.

Anregung der Abwehrkräfte

Echinacea D2 Globuli eignen sich zur begleitenden Behandlung. Die Anwendung (3-mal täglich 3 bis 5 Globuli) erfolgt zusätzlich zu einem der oben genannten Homöopathika. Mit diesem Mittel können bei rechtzeitigem Einsatz die Abwehrkräfte gestärkt werden.

Treten immer wieder Hals- und Mandelentzündungen auf, sind die Mandeln auch vergrößert, dann kann bedenkenlos folgende Behandlung durchgeführt werden:

Nach einer Entzündung gibt man zunächst *Acidum silicicum (Silicea) D6* zur Ausheilung.

Nach einer Entzündung

■ Dosierung: 2-mal täglich 1 Tablette, nach ca. 3 Wochen eine mehrtägige Pause, dann 1-mal täglich 1 Tablette drei Wochen lang weitergeben. Dies ist auch empfehlenswert, wenn das Kind an Mittelohrentzündungen leidet (siehe auch Seite 21).

Ist die Behandlung mit *Acidum silicicum* abgeschlossen, können *Barium jodatum D6* Tabletten gegeben werden. Das Arzneimittel ist geeignet, wenn es längere Zeit, d. h. über Monate mit jeweils mehrtägigen Unterbrechungen gegeben wird, um die vergrößerten Mandeln zurückzubilden.

Vergrößerte Mandeln

■ Dosierung: 2-mal täglich 1 Tablette über längere Zeit (mit Unterbrechungen während mehrerer Tage).

Eigene Erfahrungen

_____

_____

_____

_____

_____

_____

_____

_____

_____

_____

_____

_____

_____

_____

_____

_____

_____

Meine Ohren tun weh ...

„Mein Kind leidet immer wieder an Ohrenschmerzen. Ich wüsste gern ein homöopathisches Mittel, das ich ihm geben kann."

Ein Kind mit einer akuten Mittelohrentzündung – hefti-
gen Ohrenschmerzen verbunden mit Fieber – muss auf
jeden Fall dem Arzt vorgestellt werden!

Wenn das Kind beginnt, über Ohrenschmerzen zu kla-
gen, hat sich die sofortige Anwendung vor allem von
Atropa belladonna (Belladonna) und *Ferrum phosphoricum*, im Wechsel verabreicht, bewährt.

Plötzlich
starke Ohren-
schmerzen

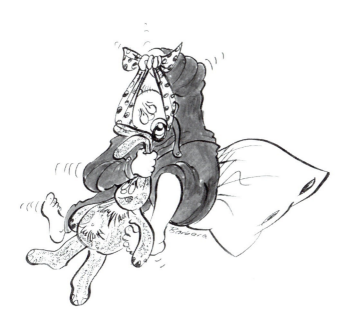

Atropa belladonna ist das Mittel der Wahl, wenn plötzlich starke Ohrenschmerzen einsetzen, das Kind fiebrig und geräuschempfindlich ist. Man gibt *Atropa belladonna D6* Tabletten oder Globuli im Wechsel mit *Ferrum phosphoricum D6* Tabletten.

- Dosierung: Zu Beginn alle Stunde im Wechsel 3 Globuli bzw. 1 Tablette, bei einsetzender Besserung nur noch 2- bis 3-mal täglich geben.

Wichtig ist auch die Nachbehandlung einer akuten Mittelohrentzündung, insbesondere dann, wenn das Trommelfell verletzt wurde und Eiter aus dem Ohr geflossen ist. *Acidum silicicum (Silicea) D6* hat sich dabei sehr gut bewährt, vor allem auch wenn immer wieder Neigung zu Mittelohrentzündungen besteht.

- Dosierung: 2-mal täglich 1 Tablette, nach ca. 3 Wochen eine mehrtägige Pause, dann 1-mal täglich 1 Tablette weitergeben.

Wenn die Nase läuft

„Unser Kind hat seit gestern einen Schnupfen. Bevor wir zum Arzt gehen, möchte ich ein homöopathisches Mittel geben. Welches ist geeignet?“

Bestehen Husten und Schnupfen schon mehrere Tage oder verschlechtern sich die Beschwerden sogar, ist das Kind umgehend einem Arzt vorzustellen!

Gerade bei Kindern ist der Schnupfen oftmals der Beginn eines Infekts. Je nach Beschwerdebild kommen folgende homöopathische Arzneimittel in Frage: *Allium cepa*, *Sambucus nigra* und *Pulsatilla pratensis*.

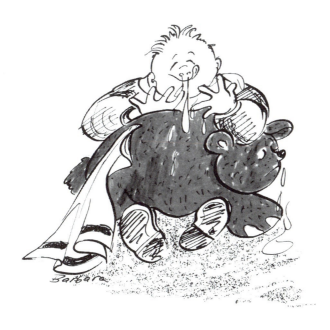

Wässriger Schnupfen

Allium cepa D4 Tabletten oder Globuli sind dann angezeigt, wenn ein starker wässriger Schnupfen besteht, wobei häufig auch die Augen tränen.

- ■ Dosierung: Anfangs bis zu stündlich 3 Globuli oder 1 Tablette, bei nachlassenden Beschwerden sind drei- bis viermal täglich 3 Globuli oder 1 Tablette ausreichend.

Zähflüssiger Schnupfen

Ist der Schnupfen eher zähflüssig und glasig, so dass das Kind nicht gut durch die Nase atmen kann, bewähren sich *Sambucus nigra* D3 Globuli.

- ■ Dosierung: Dreimal täglich 3 Globuli.

Gelber Schnupfen

Verfärbt sich der Schnupfen und nimmt der Schleim eine gelbliche Farbe an, beginnen die Augen zu tränen und tritt zugleich ein Husten auf, dann ist *Pulsatilla pratensis* D6 das richtige Mittel.

- ■ Dosierung: Zu Beginn bis zu stündlich 3 Globuli oder 1 Tablette, bei nachlassenden Beschwerden gibt man drei- bis viermal täglich 3 Globuli oder 1 Tablette.

Der Husten plagt

 „Der Husten bei unserem Kind ist sehr trocken.
Welches homöopathische Mittel hilft dabei?"

Häufig beginnt der Infekt mit einem Schnupfen, im weiteren Verlauf stellt sich dann ein Husten ein. Sollte jedoch zusätzlich noch erhöhte Temperatur auftreten, ist das Kind unbedingt einem Arzt vorzustellen.

Beim trockenen Husten kommen vor allem *Rumex crispus* und *Hyoscyamus niger* in Frage, während der schleimige Husten mit *Drosera* und *Cephaelis ipecacuanha* behandelt wird. Als begleitendes Mittel zur Stärkung der Abwehr eignet sich *Echinacea*.

Leidet das Kind neben dem Schnupfen zusätzlich an Hustenanfällen, ist an *Rumex crispus D4* zu denken. Dieses Arzneimittel ist besonders dann angezeigt, wenn es sich um einen sehr trockenen und hohl klingenden Reizhusten handelt.

Trockener Reizhusten

■ Dosierung: Zu Beginn bis zu stündlich 3 Globuli oder 1 Tablette, bei nachlassenden Beschwerden gibt man drei- bis viermal täglich 3 Globuli oder 1 Tablette.

Hyoscyamus niger gehört zu den bewährten homöopathischen Arzneimitteln bei abendlichem Reizhusten. Sobald das Kind im Bett liegt, beginnt es zu husten; Schleim löst sich nicht. Das Ein- und Durchschlafen ist gestört.

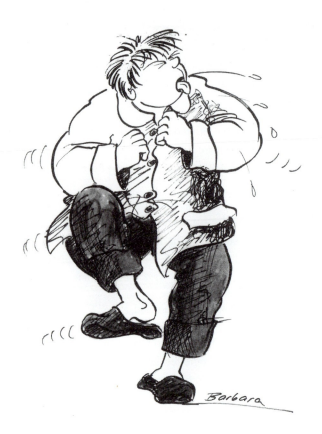

■ Dosierung: Abends 3 Globuli oder 1 Tablette und je nach Bedarf 1- bis 2-mal wiederholen.

Nächtliche Hustenanfälle

Drosera D6 wird man verwenden, wenn das Kind – vor allem auch nachts – an regelrechten Hustenanfällen leidet und man einen Keuchhusten befürchten muss (unbedingt den Arzt aufsuchen!). Anfangs kann das Kind nur wenig Schleim aushusten; typisch sind auch Brechreiz und Würgen beim Hustenanfall.

■ Dosierung: Zu Beginn bis zu stündlich 3 Globuli oder 1 Tablette, bei eintretender Besserung gibt man drei- bis viermal täglich 3 Globuli oder 1 Tablette.

Der Husten plagt

Cephaelis ipecacuanha D6 Globuli oder Tabletten sind angezeigt, wenn der Husten mit Schleim und Neigung zu Schleimerbrechen verbunden ist. Das Arzneimittel wirkt sehr gut schleimlösend, und das Kind kann besser durchatmen.

Schleimiger Husten

■ Dosierung: Zu Beginn bis zu stündlich 3 Globuli oder 1 Tablette, bei nachlassenden Beschwerden drei- bis viermal täglich 3 Globuli oder 1 Tablette.

Man kann zusätzlich zu einem der genannten Arzneimittel noch *Echinacea* D2 Globuli geben, um die körpereigenen Abwehrkräfte anzuregen.

Anregung der Abwehrkräfte

Eigene Erfahrungen

Der Pseudo-Krupp-Husten

Insbesondere im Herbst, wenn die Witterung feucht und nasskalt wird, tritt der Pseudo-Krupp-Husten auf. Bei akutem Auftreten eines Pseudo-Krupp-Hustenanfalls ist sofort ein Arzt anzurufen! Wenn man weiß, dass das Kind zu Pseudo-Krupp-Husten neigt, kann man, so lange keine Beschwerden bestehen, zur Vorbeugung diese beiden homöopathischen Arzneimittel geben:

Euspongia officinalis (Spongia) D4 und *Hepar sulfuris D4* eignen sich dabei auch zur Vorbeugung sowie zur zusätzlichen Behandlung einer sonstigen ärztlich angeordneten Therapie.

Vorbeugung von Pseudo-Krupp-Husten

■ Dosierung: Jedes Arzneimittel wird zweimal täglich gegeben, jeweils 3 Globuli und 1 Tablette morgens und abends, das eine Arzneimittel vor dem Essen, das andere Arzneimittel nach dem Essen in der fraglichen Zeit.

Eigene Erfahrungen

_____

_____

_____

_____

_____

_____

_____

_____

_____

_____

_____

_____

_____

_____

_____

Durchfall und Erbrechen

„Mein Kind leidet hin und wieder unter
Durchfall und Erbrechen. Welches homöopathische Arzneimittel kann ich ihm geben?"

Magen-Darm-Infektionen treten im Kindesalter häufiger
auf. Dabei ist die „Entleerung" durch Erbrechen und
Durchfall als eine sinnvolle Antwort des Körpers zu be-
werten. So werden auf natürliche Weise unverträgliche
oder verdorbene Speisen ausgeschieden.

Gerade bei Säuglingen und Kleinkindern ist – unabhän-
gig von der Ursache der Erkrankung – bei anhaltendem
Erbrechen und Durchfall die Zufuhr von Flüssigkeit
lebensnotwendig! Abhängig vom Zustand des Kindes
können Infusionen notwendig werden, um verloren-
gegangene Mineralstoffe zu ersetzen und eine Austrock-
nung zu verhindern. Deshalb ganz Wichtig: Bei starkem
Durchfall und Erbrechen im Kindesalter den Arzt aufsuchen!

Bei Durchfall kommen diese homöopathischen Arzneimittel zum Einsatz: *Aloe, Pulsatilla pratensis und
Rheum.*

■ Dosierungshinweis
Die nachstehend genannten Homöopathika werden so
dosiert: Zu Beginn der Beschwerden alle Stunde 3 Globuli bzw. 1 Tablette. Bei einsetzender Besserung nur
noch 2- bis 3- mal täglich.

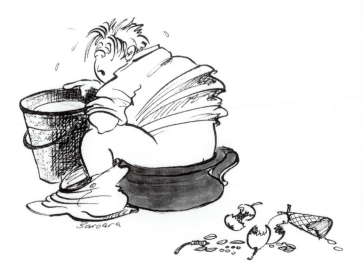

Starke Blähungen

Wenn das Kind starke Blähungen hat, die Stühle wässrig-schleimig sind und dazu übel riechen, wird man *Aloe D6* Globuli oder Tabletten geben.

Durchfall und Erbrechen

Bei Durchfall mit Erbrechen, vor allem nach Verzehr von Speiseeis oder Fettem und Gebackenem („Kinderparty"), eignen sich *Pulsatilla pratensis D6* Globuli oder Tabletten.

Hat das Kind breiig-schäumige Stühle, die säuerlich riechen – oft nach dem Verzehr von unreifem Obst im Sommer –, sind *Rheum D6* Globuli oder Tabletten Mittel der Wahl.

Steht das Erbrechen im Vordergrund, wird die Wahl auch auf die Mittel *Aethusa cynapium*, *Ferrum metallicum* oder *Strychnos ignatii (Ignatia)* fallen können.

■ Dosierung: Wie auf Seite 31 angegeben. Wichtig: Hier sind die Grenzen der Selbstmedikation erreicht! Unbedingt den Arzt aufsuchen!

Aethusa D6 Globuli eignen sich bei Brechdurchfall in Folge von Milchunverträglichkeit oder Nahrungsumstellung im Säuglingsalter.

Nahrungs-unverträglichkeit

Ferrum metallicum D6 Tabletten oder Globuli gibt man, wenn das Kind unter nervösem Erbrechen, oft nach jeder Mahlzeit, leidet. Auffällig ist die häufig wechselnde Gesichtsfarbe des Kindes (blass/rosa).

Strychnos ignatii D12 Globuli sind das richtige Mittel für psychisch auffallende Kinder mit Magen-Darm-Beschwerden. Das Kind leidet unter Übelkeit mit heftigem Erbrechen, mitunter auch unter Durchfällen. Auffällig ist, dass das Kind oft schwerverdauliche Speisen besser verträgt als leichte Kost.

Nervöses Erbrechen

Eigene Erfahrungen

_____

_____

_____

_____

_____

_____

_____

_____

_____

_____

_____

_____

_____

_____

Blähungen machen Probleme

„Mein Baby schreit immer vor Bauchschmerzen wegen Blähungen. Gibt es ein homöopathisches Mittel, das die Schmerzen lindert und das Kind etwas beruhigt?"

Säuglinge leiden häufig unter so genannten Blähungs- oder Nabelkoliken. Die Kinder sind unruhig, mitunter sehr gereizt, krümmen sich vor Schmerzen. Ist die Diagnose „Nabelkolik" durch den Arzt gesichert, dann sind homöopathische Mittel der Wahl *Lycopodium*, *Matricaria chamomilla (Chamomilla)*, *Citrullus colocynthis (Colocynthis)* oder *Cina*.

■ Dosierungshinweis
Die folgenden Homöopathika werden so dosiert: Bei beginnenden Beschwerden bis zu stündlich 3 Globuli oder 1 Tablette, bei nachlassenden Beschwerden 3- bis 4-mal täglich.

Für *Lycopodium* D6 Globuli oder Tabletten wird man sich entscheiden, wenn das Kind vor allem nachmittags und am frühen Abend viel weint und schreit. Das Kind stößt häufig auf, hat aber wenig Blähungen. | **Häufiges Aufstoßen**

Ist das Kind auffallend ärgerlich, gereizt oder wütend, will es herumgetragen werden und ist sein Kopf heiß und rot, so gibt man *Matricaria chamomilla* D6 Globuli oder Tabletten. | **Wutanfälle**

Citrullus colocynthis D6 Globuli oder Tabletten haben sich bewährt, wenn das Kind weint und sich krümmt | **Wellenförmige Schmerzen**

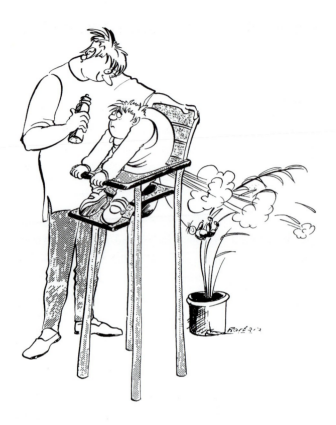

und Wärme als angenehm empfindet. Meist kommen und gehen die Bauchschmerzen wellenförmig.

Krämpfe, schlechte Laune

Bei krampfartigen Bauchschmerzen und aufgeblähtem Unterleib gibt man *Cina D6* Globuli oder Tabletten. Oft sind die Kinder aufgrund der Schmerzen unwirsch und launisch.

Übelkeit macht Reisen zur Qual

„Unser Kind verträgt das Autofahren so schlecht. Ihm wird bei jeder Autofahrt übel. Kann ich ihm vorbeugend ein homöopathisches Mittel gegen die Reisekrankheit geben?"

Kinder leiden sehr häufig an Reiseübelkeit. Vorbeugend eingenommen haben sich *Anamirta cocculus (Cocculus)* und *Nicotiana tabacum (Tabacum)* bewährt.

■ Dosierungshinweis
Man gibt 2 bis 3 Tage vor Antritt einer längeren Reise 2- bis 3-mal täglich 5 Globuli oder 1 Tablette. Bei akuten Beschwerden bis zu stündlich 3 Globuli oder 1 Tablette.

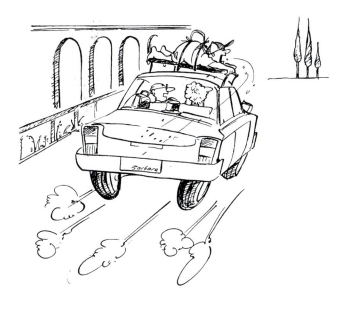

Starke Übelkeit, Brechreiz

Man gibt dem Kind *Anamirta cocculus D4* Globuli oder Tabletten, wenn die Reisebeschwerden (in Auto, Bahn, Flugzeug oder Schiff) mit starker Übelkeit und Brechreiz verbunden sind. Das Kind erbricht häufig und fühlt sich erschöpft.

Schwindelgefühl, Brechreiz

Nicotiana tabacum D6 Globuli eignen sich, wenn das Kind unter starker Übelkeit und außerdem an Schwindelgefühlen leidet. Das Kind neigt womöglich zum Kollaps. Die Beschwerden verschlechtern sich durch Bewegung und auch dann, wenn das Kind Tabakrauch einatmet.

Zu häufiges Wasserlassen

Bei einer Entzündung von Blase oder Harnwegen ist umgehend ein Arzt aufzusuchen. Zusätzlich kann ein homöopathisches Arzneimittel gegeben werden. Dabei kommen insbesondere *Lytta vesicatoria (Cantharis)* und *Solanum dulcamara (Dulcamara)* in Frage sowie zur Nachbehandlung *Equisetum*.

Da das Bettnässen oftmals mit einem psychischen Problem verbunden ist, ist eine ärztliche Behandlung zwingend notwendig.

Ist die Ursache der Blasenentzündung eine Folge von Unterkühlung oder Durchnässen, dann ist *Solanum dulcamara (Dulcamara)* D6 angezeigt.

Unterkühlung

■ Dosierung: Zu Beginn alle 3 Stunden Globuli oder 1 Tablette, bei nachlassenden Beschwerden 3-mal täglich.

Lässt sich die Ursache der akuten Entzündung nicht klären und spricht der Arzt von einem akuten Harnwegsinfekt, dann ist *Lytta vesicatoria (Cantharis)* D6 eine sehr bewährte Arznei, die auch zusätzlich zu einem eventuell notwendigen Antibiotikum gegeben werden kann.

Infekt

■ Dosierung: 3- bis 4-mal täglich 3 Globuli oder 1 Tablette, bei einsetzender Besserung nur noch 2-mal täglich.

Equisetum eignet sich sehr zur Nachbehandlung einer abgeklungenen Entzündung der Harnwege, vor allem auch bei noch anhaltendem Harndrang, wie es auch bei einer nervös bedingten Reizblase vorkommen kann.

■ Dosierung: Equisetum D3, 3-mal täglich 5 Globuli oder 1 Tablette.

Das Kind ist ein „schlechter Esser"

„Mein Kind ist so ein schlechter Esser. Kann ich ihm ein homöopathisches Mittel geben, das den Appetit anregt?"

Viele Eltern beklagen bei ihren Kindern Appetitlosigkeit oder Appetitmangel. Manche Eltern haben falsche Vorstellungen darüber, welche Mengen ein Kind essen muss. Auf jeden Fall sollte geklärt werden, ob das Kind gesund ist. Bei einem gesunden Kind kann es ganz normal sein, wenn der Appetit nicht an jedem Tag gleich groß ist. Man sollte mit der Gabe von Medikamenten gegen Appetitlosigkeit eher zurückhaltend sein.

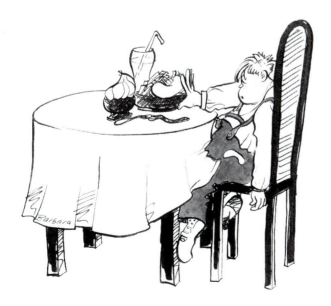

Dennoch kann es im Einzelfall durchaus sinnvoll sein, für einige Wochen ein Mittel zu geben. *Artemisia abrotanum (Abrotanum) D3* eignet sich dabei besonders gut, vor allem wenn das Kind gleichzeitig an wiederkehrenden Infekten leidet.

■ Dosierung: 3-mal täglich 5 Globuli.

Auch ist es empfehlenswert, nach einer überstandenen Krankheit für ungefähr drei bis vier Wochen ein appetitanregendes homöopathisches Arzneimittel zu geben. Für diesen Fall eignen sich *Medicago sativa D3* Globuli.

■ Dosierung: 3-mal täglich 5 Globuli.

Das schwierige Thema „Schlaflosigkeit"

„Mein Kind ist so unruhig und nervös. Es schläft schlecht, wacht nachts häufig auf."

Schlafstörungen und Unruhezustände sollten zunächst einmal in ihren Ursachen ärztlich abgeklärt werden. Neben körperlichen Ursachen können Unruhezustände auch seelische Gründe haben. Auch darüber sollte mit einem Kinderarzt gesprochen werden.

Grundsätzlich sollte auf eine medikamentöse Behandlung von Schlafstörungen und Unruhezuständen gerade bei Kindern eher verzichtet werden. Sollte ausnahmsweise einmal eine medikamentöse Unterstützung nötig sein, so soll die Behandlung nur wenige Tage bis höchstens drei Wochen dauern. Je nach dem Verhalten des Kindes werden als homöopathische Arzneimittel *Cypripedium pubescens, Datura Stramonium (Stramonium), Zincum valerianicum* oder *Matricaria chamomilla (Chamomilla)* eingesetzt.

■ Dosierungshinweis
Die Arzneimittel sind individuell zu dosieren, zum Beispiel 2- bis 3-mal täglich 3 bis 5 Globuli oder 1 Tablette, da die Homöopathika keine „Schlafmittel" im herkömmlichen Sinne sind.

Wenn das Kind nachts plötzlich erwacht und zu spielen beginnt, sind *Cypripedium pubescens D4 oder D6* Globuli das Mittel der Wahl.

Durchschlaf- und Einschlafschwierigkeiten

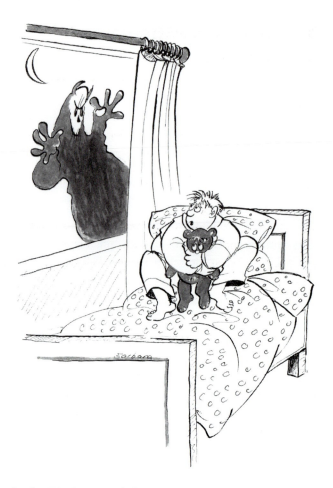

Ist das Kind im Dunkeln ängstlich und hat es bedrohliche Phantasien, so dass im Zimmer das Licht brennen muss, wird man *Datura stramonium D12* Globuli geben.

Klagt das Kind über „unruhige Beine" und rollt es nachts mit dem Kopf, so gibt man *Zincum valerianicum D4 oder D6* Tabletten.

Zahn-
beschwerden Für ein unruhiges, quengeliges, reizbar-verstimmtes Kind, das fiebrig ist oder Zähne bekommt, eignen sich *Matricaria chamomilla D6* Globuli.

Das Kind bekommt seine ersten Zähne

„Mein Kind hat Zahnschmerzen/Zahnungs-
beschwerden, das Zahnfleisch ist wund. Gibt
es ein homöopathisches Mittel, das die
Schmerzen lindert?"

Je nach Art der Beschwerden stehen *Matricaria chamomilla (Chamomilla)*, *Natrium tetraboracicum (Borax)*
und *Arnica montana (Arnica)* zur Verfügung.

■ Dosierungshinweis
Die nachfolgend genannten Homöopathika werden so
dosiert: 2- bis 3-mal täglich 3 bis 5 Globuli oder 1 Tablette.

Für das zahnende, unruhige Kind, das möglicherweise
auch unter Durchfällen leidet, eignen sich *Matricaria
chamomilla* D6 Globuli (siehe auch Unruhezustände/
Schlafstörungen).

Zahn-
beschwerden,
Durchfall

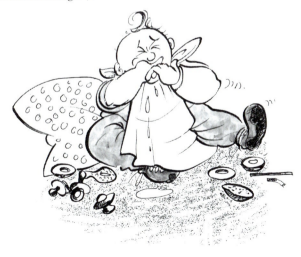

Bei Entzündungen im Mund und stark schmerzenden Wundstellen an der Mundschleimhaut gibt man *Natrium tetraboracicum (Borax) D6* Tabletten.

Nach einem zahnärztlichen Eingriff, etwa einer Zahnentfernung, lassen sich die Beschwerden und Blutungen durch die Gabe von *Arnica montana D6* Tabletten lindern.

Belastungen in der Schule, schlapp und erschöpft ...

 „Mein Kind ist zwar nicht krank, aber es fühlt sich auch nicht gesund. Es ist schlapp, lustlos, geschwächt und kann sich schlecht konzentrieren. Ich habe den Eindruck, dass es durch die Schule seelisch sehr stark belastet wird."

Viele Kinder zeigen heutzutage ein gestörtes Allgemeinbefinden. Ursache können seelische Belastungen durch das schulische und familiäre Umfeld sein. Aber auch Wachstumsbeschwerden können das Kind schwächen und belasten. Mitunter dauert es auch eine Weile, bis sich ein Kind von einer Erkältung oder einer Kinderkrankheit wieder richtig erholt hat (siehe auch S. 49). Eine Reihe homöopathischer Arzneimittel kann in diesen Fällen unterstützend wirken und das Befinden des Kindes bessern.

■ Dosierungshinweis
Alle nachfolgend genannten Homöopathika werden so dosiert: 2- bis 3-mal täglich 3 bis 5 Globuli oder 1 Tablette.

Ist das Kind bei den Schularbeiten unkonzentriert und schnell erschöpft, klagt es über Kopfschmerzen, so eignet sich die Gabe von *Kalium phosphoricum D6* Tabletten.

Unkonzentriert, erschöpft

Bei Wachstumsbeschwerden, vor allem mit Schmerzen in den Armen und Beinen, gibt man *Calcium phosphoricum D12* Tabletten.

Wachstumsbeschwerden

Leidet das Kind unter seelischen Belastungen in seinem Umfeld und macht es einen übernervösen Eindruck, so eignen sich *Zincum metallicum D12* Globuli.

Seelisch belastet

Kommt es bei älteren Kindern zu Erschöpfung, Unlustgefühl und Kopfschmerzen infolge von geistiger Überanstrengung, beispielsweise durch spezielle schulische Prüfungssituationen, dann ist *Agaricus D12* in Tablettenform ein bewährtes Mittel.

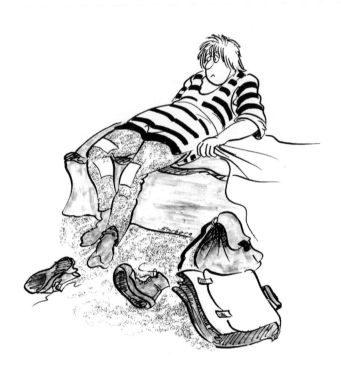

Nach einer Kinderkrankheit

 „Unser Kind hat jetzt Masern gehabt. Seither isst es nicht mehr so richtig und fühlt sich immer noch müde. Was kann man dagegen tun?“

Nach einer Kinderkrankheit oder einem fieberhaften Infekt kommt es manchmal zu einer verzögerten Genesung. Zur Behandlung können *Okoubaka* und *Medicago sativa* empfohlen werden, nach einer Mandel- oder Blinddarm-Operation ist *China* bewährt.

Ist die Erkrankung mit einem Antibiotikum behandelt worden und leidet das Kind in der Folge an einem unregelmäßigen Stuhlgang, dann ist *Okoubaka D3* angezeigt.

Nach einer Antibiotikatherapie

- Dosierung: 3-mal täglich 5 Globuli oder 1 Tablette.

Fühlt sich das Kind nach einer überstandenen Krankheit noch geschwächt und appetitlos, so ist die Einnahme von *Medicago sativa D3* sinnvoll.

Schwach, appetitlos

- Dosierung: 3-mal täglich 5 Globuli oder 1 Tablette.

Nach einer Operation dient *China D6* zur allgemeinen Kräftigung, zumal wenn der Patient sich noch schwach und müde fühlt.

Nach einer Operation

- Dosierung: 3-mal täglich 5 Globuli oder 1 Tablette.

Das jeweils angezeigte Arzneimittel sollte etwa vier Wochen lang eingenommen werden.

Eigene Erfahrungen

_____

_____

_____

_____

_____

_____

_____

_____

_____

_____

_____

_____

_____

_____

_____

_____

_____

Zuviel an Sonne

„Mein Kind hat einen leichten Sonnenbrand. Die Haut ist gerötet und brennt. Was kann ich ihm geben?"

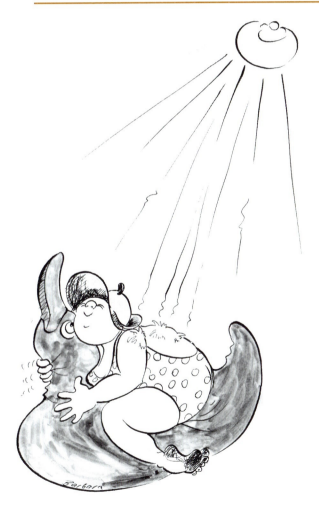

Hautverbrennungen bei Kindern darf man nicht auf die leichte Schulter nehmen. Vor allem wenn größere bzw. mehrere Hautstellen betroffen sind, ist auf jeden Fall der Arzt aufzusuchen. Bei leichteren Verbrennungen auf nur kleinen Hautflächen können die homöopathischen Mittel *Atropa belladonna (Belladonna)* oder *Lytta vesicatoria (Cantharis)* gegeben werden.

Sonnenbrand Ist die Haut schmerzhaft gerötet, ist das Kind nach einem zu langen Aufenthalt in der Sonne unruhig oder gar etwas benommen, so wird man *Atropa belladonna D6* Globuli oder Tabletten geben (Arzt!).

■ Dosierung: Anfangs bis zu stündlich 3 Globuli oder 1 Tablette.

Blasenbildung Haben sich zusätzlich zu der schmerzhaften Hautrötung bereits Blasen gebildet, so gibt man *Lytta vesicatoria D6* Globuli oder Tabletten.

■ Dosierung: Wie oben.

Als begleitende Behandlung eignen sich Umschläge mit verdünnter *Echinacea-Tinktur* (1 Teil Echinacea-Tinktur auf 10 Teile abgekochtes Wasser).

Das Wichtigste jedoch ist: Sonnenbrand vermeiden!

Wenn Insekten stechen

„Mein Kind leidet im Sommer oft unter Insektenstichen. Welches homöopathische Mittel hilft?"

Je nach Art der Stiche und Hauterscheinungen eignen sich *Apis mellifica* und *Ledum palustre*.

■ Dosierungshinweis
Beide Arzneimittel dosiert man so: 3- bis 4-mal täglich 3 bis 5 Globuli oder 1 Tablette.

Stark geschwollene Stiche, die brennen und jucken, behandelt man durch Einnahme von *Apis mellifica* D6 Globuli oder Tabletten. Meist bessert sich das Hitzege-

Schwellung, Brennen, Jucken

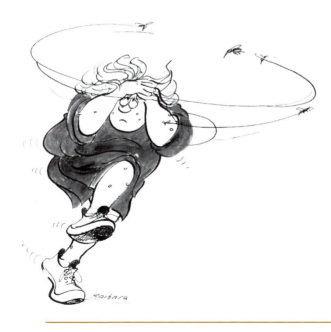

fühl an der betroffenen Hautstelle durch kühle Umschläge.

Hat das Kind viele punktförmige Stiche, ist die Haut
stark gerötet und juckt, so gibt man *Ledum palustre D6*
Globuli oder Tabletten.

Das Kind ist gestürzt ...

„Mein Kind ist hingefallen und hat einen Bluterguss. Was kann ich tun?"

Je nach Unfall und Hauterscheinungen (Arzt aufsuchen!) eignen sich bei Blutergüssen die Mittel *Arnica montana* und *Bellis perennis*.

Ein Bluterguss, wie er etwa nach einem Unfall (Sturz, Schlag, Fall) auftreten kann, wird mit *Arnica montana*

Blutergüsse

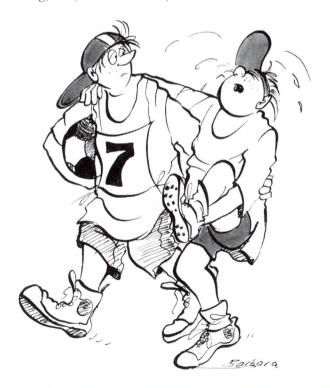

D6 Globuli oder Tabletten behandelt („Erste-Hilfe-Mittel").

■ Dosierung: 3- bis 4-mal täglich 3 bis 5 Globuli oder 1 Tablette.

Beim Vorliegen kleiner Blutergüsse, bei denen punktförmige Hauteinblutungen zu erkennen sind, eignet sich die Einnahme von *Bellis perennis D6* Tabletten.

■ Dosierung: Wie oben.

Verstauchung Hat sich das Kind gestaucht oder verrenkt (Arzt!), dann kann man zum Abklingen der Schwellung und der Schmerzen *Rhus toxicodendron* geben. Damit wird der Heilungsprozess nachhaltig angeregt. Das Arzneimittel kann auch zusammen mit *Arnica D6* gegeben werden.

■ Dosierung: *Rhus toxicodendron D12*, 3-mal täglich 3 Globuli vor dem Essen, *Arnica montana D6*, 3-mal täglich 3 Globuli nach dem Essen.

Bei Hautverletzungen …

„Mein Kind hat nach dem Spielen im Freien oft kleine Risswunden und Verletzungen an der Haut. Wie kann ich diese Stellen behandeln?"

Wichtig: Auf Tetanus-Schutz achten!

Für kleinere Hautverletzungen ist es ratsam, *Calendula-Salbe* und/oder *Calendula Tinktur* in der Hausapotheke bereitzuhalten. Die Salbe oder Tinktur wird äußerlich auf die von Schmutz gereinigten Verletzungen aufgetragen. Zusätzlich konnen *Arnica montana D6* Globuli oder Tabletten gegeben werden.

Kleine Hautverletzungen

■ Dosierung: 3- bis 4-mal täglich 3 bis 5 Globuli oder 1 Tablette.

Eigene Erfahrungen

_____

_____

_____

_____

_____

_____

_____

_____

_____

_____

_____

_____

_____

_____

_____

_____

Die Haut ist entzündet

„Mein Kind leidet unter Ekzemen und Entzündungen an der Haut. Welches homöopathische Arzneimittel kann ich ihm geben?"

Je nach Aussehen der Hautentzündung und betroffener
Körperpartie (Arzt aufsuchen!) eignen sich für Kinder
die Mittel *Matricaria chamomilla (Chamomilla)*, *Sarsaparilla*, *Viola tricolor*, *Calcium carbonicum*, *Graphites*
oder *Petroleum* als Globuli oder Tabletten zum Einneh-
men.

■ Dosierungshinweis
Die genannten Arzneimittel werden so dosiert: 2- bis
3-mal täglich 3 bis 5 Globuli oder 1 Tablette.

Für die äußerliche Anwendung sind *Cardiospermum-
Salbe* (bei stark juckender, entzündlicher Hauterschei-
nung) und *Mahonia aquifolium-Salbe* (bei schuppen-
dem, trockenem Ekzem) zu empfehlen.

*Haut-
entzündung*

■ Hinweis
Cardiospermum-Salbe können Sie unter dem Handels-
namen Halicar® in der Apotheke kaufen.
Mahonia aquifolium-Salbe können Sie unter dem Han-
delsnamen Rubisan® in der Apotheke kaufen.

Matricaria chamomilla D12 Globuli oder Tabletten werden bei einer schmerzhaften, ausgeprägten Windel-
dermatitis eingesetzt. Der gesamte Po-Bereich ist stark
gerötet. Oft leidet das Kind zugleich an Zahnungsbe-

Wunder Po

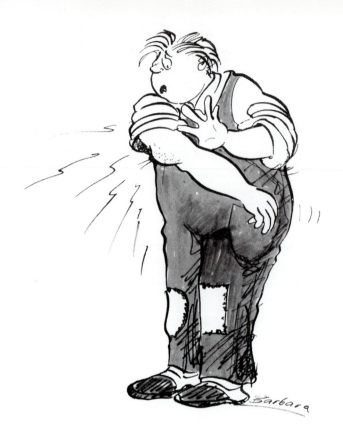

schwerden und an Durchfällen. Der Durchfall verhindert ein Abheilen der Hautentzündung. Das Kind ist sehr unruhig und schreit ständig.

Eiter- und Pustelbildung

Sarsaparilla D6 Tabletten oder Globuli eignen sich beim Säugling und Kleinkind zur Behandlung von nässenden Hautentzündungen im Kopfbereich. Typisch sind Eiter- und Pustelbildung.

Milchschorf

Viola tricolor D6 Tabletten oder Globuli lassen sich anwenden, wenn ein krustig-borkiges Ekzem vorliegt. Die Haut ist insgesamt trocken, kann aber auch zu Pusteln neigen. Bewährt hat sich *Viola tricolor* vor allem bei Milchschorf.

Calcium carbonicum D12 Tabletten oder Globuli können bei trockenem oder nässendem, krustigem Hautekzem gegeben werden. Das Ekzem neigt sehr zur Entzündung, es sondert ein weiß-gelbliches Sekret ab.

Krustiges Ekzem

Graphites D12 Tabletten oder Globuli sind geeignet, wenn das Ekzem krustig-borkig ist und ein honigfarbenes Sekret von üblem Geruch absondert.

Mit *Petroleum D12* Globuli oder Tabletten können blutige Hautrisse bei schuppiger, lederartiger Haut behandelt werden. Oft verschlechtert sich die Haut im Winter.

Schrunden

Eigene Erfahrungen

Juckende Hautauschläge

„Mein Kind neigt zu nesselartigen Hautausschlägen. Die Haut ist geschwollen, bläulich rot und juckt stark."

„Mein Kind bekommt häufig Herpes-Bläschen an der Lippe. Gibt es ein homöopathisches Mittel, das die Bläschen schneller abheilen lässt?"

Nesselartige Hautausschläge lassen sich durch Einnahme von *Cardiospermum halicacabum* und äußerliche Anwendung von *Cardiospermum-Salbe* behandeln.

Man gibt *Cardiospermum D4* Globuli oder Tabletten.

■ Dosierung: 2- bis 3-mal täglich 3 bis 5 Globuli oder 1 Tablette.

Herpes-Bläschen können durch verschiedene Reize aus der Umwelt ausgelöst werden. Zum Beispiel durch starke Sonnenbestrahlung im Gebirge, aber auch durch einen Aufenthalt am Meer oder durch Verzehr von Meerestieren. Ebenso können fieberhafte Infekte oder auch seelische Gründe verantwortlich dafür sein, dass immer wieder Lippenbläschen entstehen. Homöopathisches Mittel der Wahl bei Kindern ist *Natrium chloratum*.

Ausgelöst durch Umweltreize

Man gibt *Natrium chloratum D12* Tabletten, vor allem, wenn der Herpes durch Sonne, Aufenthalt am Meer, Verzehr von Meerestieren oder aber seelisch verursacht ist.

■ Dosierung: 1- bis 2-mal täglich 1 Tablette.

Treten die Herpes-Bläschen typischerweise während einer Erkältung oder eines fieberhaften Infekts auf, dann ist *Rhus toxicodendron D12* angezeigt.

■ Dosierung: 3-mal täglich 3 Globuli.

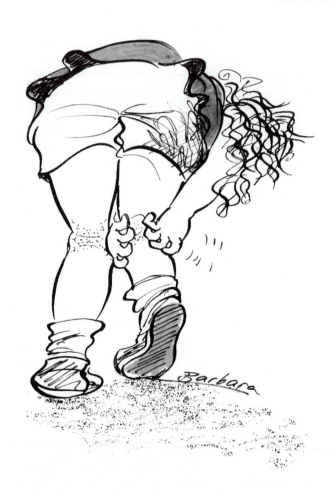

Die leidigen Warzen

„Mein Kind leidet unter Warzen. Was hilft?"

Man unterscheidet harte, verhornte, eher flache Warzen (meist an Fußsohlen oder Händen) und weiche, gestielte, mitunter juckende Warzen von dunklerer Farbe. Zur Behandlung eignet sich die Einnahme von *Antimonium crudum (Stibium sulfuratum nigrum)* oder *Thuja occidentalis.*

Bei harten Warzen wird man *Antimonium crudum D12* Tabletten geben. Bei weichen Warzen entscheidet man sich für *Thuja occidentalis D12* Tabletten.

Warzen

■ Dosierung: Man gibt jeweils 1- bis 2-mal täglich 1 Tablette.

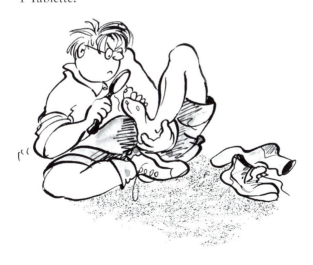

Eigene Erfahrungen

_____

_____

_____

_____

_____

_____

_____

_____

_____

_____

_____

_____

_____

_____

_____

Über folgende Ärzteverbände erhalten Sie weitere Auskünfte über eine homöopathische Behandlung

Deutscher Zentralverein homöopathischer Ärzte
Am Hofgarten 5
53113 Bonn

Ärztegesellschaft für Erfahrungsheilkunde
Fritz-Frey-Str. 21
69121 Heidelberg

Zentralverband der Ärzte für Naturheilverfahren
Am Promenadenplatz 1
72250 Freudenstadt

Natur und Medizin
Förderverein der Karl und Veronica Carstens-Stiftung
Am Michaelshof 6
53177 Bonn

Buchempfehlung

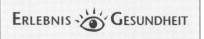

Homöopathie für die ganze Familie.
Von Dr. med. Markus Wiesenauer
und Annette Boës
Hirzel Verlag Stuttgart 2000
288 Seiten, € 19,90/DM 38,92
ISBN 3-7776-0981-1

Allen gängigen Beschwerdebildern ist ein ausführliches Kapitel gewidmet.

Übersichtliche Tabellen helfen, das auf den Einzelfall zugeschnittene Mittel rasch und in der richtigen Dosierung zu finden. Mittel, die besonders für Kinder und Schwangere geeignet sind, tragen ein Extra-Symbol und sind deutlich erkennbar.

Und wie heißt das Arzneimittel auf Deutsch?

Acidum silicicum	= Kieselsäure	S. 19, 22
Aconitum napellus	= blauer Eisenhut	S. 13, 17
Aethusa cynapium	= Hundspetersilie	S. 32
Agaricus	= Fliegenpilz	S. 48
Allium cepa	= Küchenzwiebel	S. 23f.
Aloe	= Aloe	S. 31f.
Anamirta cocculus	= Kockelskörner (getrocknete Früchte einer südostasiatischen Schlingpflanze)	S. 37f.
Antimonium crudum	= schwarzer Spießglanz (Mineral)	S. 65
Apis mellifica	= Honigbiene	S. 53
Arnica montana	= Bergwohlverleih	S. 45f., 55ff.
Artemisia abrotanum	= Eberraute	S. 42
Atropa belladonna	= Tollkirsche	S. 13ff., 17, 21f.,52
Barium jodatum	= Bariumjodid	S 19
Bellis perennis	= Gänseblümchen	s. 55f.
Calcium carbonicum	= kohlensaures Kalzium	S. 59f.
Calcium phosphoricum	= phosphorsaures Kalzium	S. 47
Calendula	= Ringelblume	s. 57
Cardiospermum	= Herzsame (tropisches Kraut)	S. 59, 63
Cephaelis ipecacuanha	= Brechwurzel	S. 25, 27
China	= Chinarindenbaum	S. 49
Cina	= Wurmsame, Zitwersame	S. 35f.
Citrullus colocynthis	= Koloquinte (westafrikanische Pflanze)	S. 35
Cypripedium pubescens	= Frauenschuh	S. 43
Datura stramonium	= gemeiner Stechapfel	S. 43f.
Drosera	= Sonnentau	S. 26
Echinacea	= Sonnenhut	S. 13, 17f. , 27, 52
Equisetum	= Schachtelhalm	S. 39f.
Ferrum metallicum	= metallisches Eisen	S. 32f.
Ferrum phosphoricum	= phosphorsaures Eisen	S. 13, 15, 21f.
Graphites	= Graphit	S. 59, 61
Hyoscyamus niger	= Bilsenkraut	S. 25

Kalium phosphoricum	= phosphorsaures Kalium	S. 47
Ledum palustre	= Sumpfporst	S. 53f.
Lycopodium	= Bärlapp	S. 35
Lytta vesicatoria	= spanische Fliege	S. 39, 52
Mahonia aquifolium	= Mahonie (nordamerikanische Pflanze)	S. 59
Matricaria chamomilla	= Kamille S. 13, 15, 35, 43ff., 59	
Medicago sativa	= Alfalfa (Kleeart)	S. 42, 49
Natrium chloratum	= Kochsalz	S. 63
Natrium tetraboracicum	= Borax	S. 45f.
Nicotiana tabacum	= Tabak	S. 37f.
Okoubaka	= Afrikanischer Rindenbaum	S. 49
Petroleum	= Petroleum	S. 59, 61
Phytolacca americana	= Kermesbeere	S. 17f.
Pulsatilla pratensis	= Kuhschelle, Küchenschelle S. 23f., 31f.	
Rheum	= Rhabarber	S. 31f.
Rhus toxicodendron	= Giftsumach (nordamerikanischer Strauch) S. 13, 15, 56, 64	
Rumex crispus	= krauser Ampfer	S. 25
Sambucus nigra	= schwarzer Holunder	S. 23f.
Sarsaparilla	= Stechwinde	S. 59
Solanum dulcamara	= Bittersüßer Nachtschatten	S. 39
Strychnos ignatii	= Ignazbohne (philippinische Schlingpflanze) S. 32f.	
Thuja occidentalis	= abendländischer Lebensbaum	S. 65
Viola tricolor	= Stiefmütterchen	S. 59f.
Zincum metallicum	= metallisches Zink	S. 48
Zincum valerianicum	= Zinkvalerianat (Verbindung aus Zink und Baldriansäure) S. 43f.	